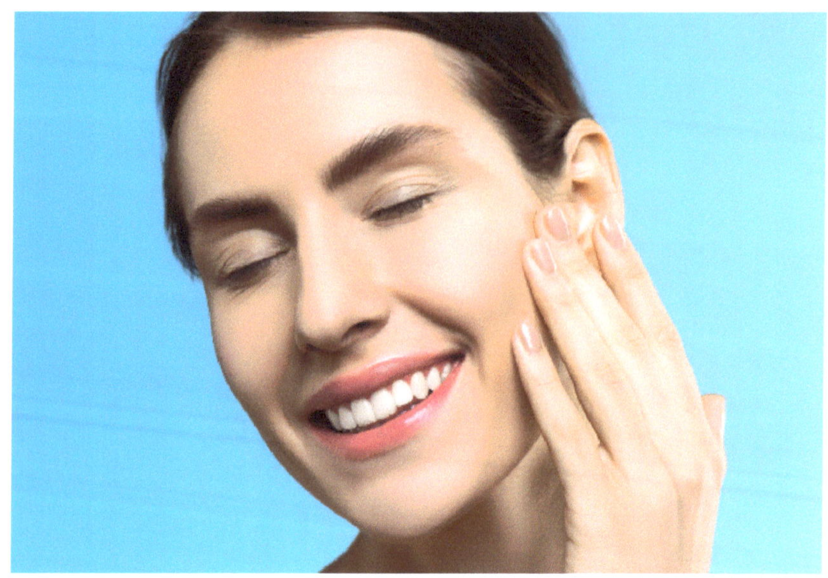

WEISSE ZÄHNE
AUF NATÜRLICHE WEISE

Leitfaden, der Ihnen zeigt, wie Sie Ihre Zähne mit natürlichen Methoden und verschiedenen Komponenten aufhellen können

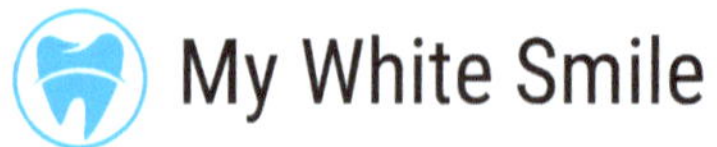

A. Die Bedeutung der Zahngesundheit

Die Zahngesundheit ist ein entscheidender Aspekt unseres allgemeinen Wohlbefindens. Leider unterschätzen viele Menschen ihre Bedeutung und ergreifen nicht die notwendigen Maßnahmen zur Erhaltung ihrer Mundgesundheit. Zahnprobleme können jedoch schwerwiegende Folgen für unsere allgemeine Gesundheit haben.

Erstens haben wissenschaftliche Studien gezeigt, dass Zahnerkrankungen das Risiko von Herz- und Gefäßproblemen erhöhen können. So kam eine in der Zeitschrift "BMC Oral Health" veröffentlichte Studie zu dem Schluss, dass Zahninfektionen zu systemischen Komplikationen wie Herzerkrankungen, Schlaganfall und Nierenversagen führen können.

Darüber hinaus kann die Mundgesundheit unsere Lebensqualität erheblich beeinträchtigen. Zahnprobleme können Schmerzen, Unbehagen und Schwierigkeiten beim Kauen und Sprechen verursachen. Menschen mit schweren Zahnproblemen haben eine deutlich geringere Lebensqualität als Menschen mit guter Zahngesundheit.

Schließlich kann sich die Zahngesundheit auf unser Selbstvertrauen und unser Selbstwertgefühl auswirken. Gelbe, fehlende oder beschädigte Zähne können unser Selbstbild und unser Vertrauen in der Gesellschaft beeinträchtigen.

Eine im Journal of Esthetic and Restorative Dentistry veröffentlichte Studie ergab, dass sich Patienten mit schweren Zahnproblemen in sozialer Hinsicht schämen und ein geringeres Selbstwertgefühl haben als Menschen mit guter Zahngesundheit.

Schließlich ist die Pflege unserer Zähne entscheidend für unsere allgemeine Gesundheit, unsere Lebensqualität, unser Selbstwertgefühl und unser Selbstvertrauen. Deshalb ist es wichtig, die notwendigen Maßnahmen zur Erhaltung unserer Mundgesundheit zu ergreifen, wie regelmäßiges Zähneputzen, Zahnarztbesuche und eine ausgewogene Ernährung.

B. Warum für natürliche Zahnaufhellung Tipps gehen

Eine gute Mundhygiene ist aus verschiedenen Gründen wichtig, unter anderem um unser Aussehen und unser Selbstvertrauen zu verbessern. Manche Menschen entscheiden sich aufgrund von altersbedingten Verfärbungen, Mundgesundheitsproblemen, Rauchen usw. für natürliche Tricks, um ihre Zähne aufzuhellen. Ein strahlendes, aufgehelltes Lächeln gilt als Schönheitsideal und kann ein wirksames Mittel sein, um unser Aussehen und Selbstbewusstsein zu verbessern.

Gelbliche und graue Zähne können ein Hindernis für die Anziehungskraft auf andere sein und auch Unbehagen und Unsicherheit bei sozialen Kontakten verursachen.

Weißere Zähne können unser Wohlbefinden und unser Selbstvertrauen verbessern, wenn wir lächeln, ohne Angst zu haben, zum Gesprächsthema zu werden.

Weiße Zähne sehen nicht nur vorzeigbar aus und sorgen für ein schönes Lächeln, sondern können auch unser Selbstwertgefühl steigern. Daher ist die Zahnaufhellung nicht nur eine Möglichkeit, andere zu verführen, sondern auch, sich um sich selbst zu kümmern und selbstbewusster in unseren Aktivitäten zu sein. Wenn wir uns für natürliche Tricks zur Aufhellung unserer Zähne entscheiden, können wir alle Vorteile der Zahnaufhellung ohne die möglichen Nebenwirkungen von Chemikalien und teuren Behandlungen genießen.

C. Zielsetzung des Leitfadens

Das Hauptziel dieses Buches ist es, natürliche Tipps für eine gesunde und wirksame Zahnaufhellung vorzustellen. Wir haben bereits gesehen, wie wichtig die Zahngesundheit ist und wie positiv sich ein strahlendes Lächeln auf das Selbstvertrauen auswirken kann. In diesem Buch geht es um alternative Möglichkeiten, die Zähne aufzuhellen, ohne auf schädliche Chemikalien oder teure Behandlungen beim Zahnarzt zurückgreifen zu müssen. Wir erforschen die verschiedenen natürlichen Methoden, ihre Wirksamkeit und ihre Anwendung. Wir geben auch praktische Ratschläge, wie man weiße Zähne für ein strahlendes und lang anhaltendes Lächeln erhält.

Darüber hinaus soll dieses Buch die Leser über die potenziellen Gefahren bestimmter Zahnaufhellungsmethoden aufklären. Es gibt viele Produkte auf dem Markt, die den Zahnschmelz schädigen oder sogar Schmerzen und Reizungen verursachen können. Deshalb ist es wichtig, informiert zu sein und zu wissen, wie man sich für natürliche Methoden zur sicheren Aufhellung der Zähne entscheidet.

Schließlich soll dieses Buch auch mit dem Klischee aufräumen, dass nur teure Produkte und Behandlungen beim Zahnarzt zu nennenswerten Ergebnissen bei der Zahnaufhellung führen können. Wir werden zeigen, dass einfache und erschwingliche Methoden wie die Verwendung bestimmter Gewürze, Früchte und Gemüse ähnliche Ergebnisse erzielen können, ohne die Gesundheit der Zähne zu beeinträchtigen.

Die Ursachen für die Vergilbung der Zähne verstehen

A. Zu vermeidende Lebensmittel und Getränke

Es ist wichtig, die Ursachen für die Vergilbung der Zähne zu kennen, um sie zu verhindern. Es gibt mehrere Faktoren, die sich auf die Farbe unserer Zähne auswirken können, aber zu den wichtigsten gehören die Lebensmittel und Getränke, die wir zu uns nehmen. Einige dieser Faktoren können vermieden werden, um die Zähne weiß zu halten.

Es ist wichtig zu wissen, dass einige der am häufigsten konsumierten Lebensmittel die Farbe unserer Zähne beeinflussen können. Kaffee, Tee, Ketchup, Rot- und sogar Weißwein, Fruchtsäfte und farbige Softdrinks können zu gelben Zähnen beitragen. Es ist auch wichtig, Soßen wie Tomatensoße und Sojasoße zu vermeiden, die ebenfalls die Farbe unserer Zähne beeinflussen können. Wenn es Ihnen jedoch schwer fällt, darauf zu verzichten, ist es ratsam, sich unmittelbar nach dem Verzehr dieser Lebensmittel die Zähne zu putzen.

Zu vermeiden sind auch Lebensmittel, die Balsamico-Essig enthalten, z. B. Essiggurken, die Zähne und Zahnfleisch angreifen. Lebensmittel, die von Natur aus farbig sind und die Zähne verfärben können, wie rotes Fleisch, rote Soßen wie Bolognese, Schokolade, Rote Bete und andere besonders farbige Lebensmittel wie Käsepulver, sollten ebenfalls eingeschränkt werden.

Wenn Sie ganz sicher gehen wollen, sollten Sie auch Zitrusfrüchte, Eiscreme, Toffees, Lakritz und bestimmte Gewürze wie Safran oder Curry meiden. Wenn Sie diese Lebensmittel und Getränke meiden, können Sie dazu beitragen, dass Ihre Zähne weiß bleiben und nicht vergilben.

B. Tabak- und Kaffeekonsum

Rauchen ist einer der größten Feinde von weißen Zähnen und der Mundgesundheit im Allgemeinen.

Neben Mundgeruch, dem Verlust der Elastizität der Schleimhäute und der Gefahr der Zahnlockerung kann Rauchen auch zu einer schnellen und dauerhaften Gelbfärbung der Zähne führen. Giftige Substanzen und Teer in Zigaretten sind für gelbe Verfärbungen und Flecken auf den Zähnen verantwortlich. Dies gilt auch für junge Raucher, die oft weiße Zähne haben, die aber durch das Rauchen gelb werden.

Wenn ein Raucher jedoch mit dem Rauchen aufhört, wird das Fortschreiten der gelben Flecken auf den Zähnen gestoppt und beginnt nach einigen Wochen zu verblassen. Obwohl die Zeit, die es braucht, um weiße Zähne wiederherzustellen, von vielen Faktoren abhängt, wie z. B. der Dauer des Rauchens, der Intensität des Paffens und der Position der Zigarette, kann ein Besuch beim Zahnarzt dazu beitragen, dass die Zähne schnell wieder weißer und gesünder werden.

Es ist wichtig zu wissen, dass Rauchen viele andere ernsthafte Gesundheitsprobleme wie Herz-Kreislauf-Erkrankungen, Krebs und Erkrankungen der Atemwege verursachen kann. Für weiße Zähne und eine gute Mundgesundheit wird daher dringend empfohlen, mit dem Rauchen aufzuhören und eine strenge Mundhygiene zu betreiben.

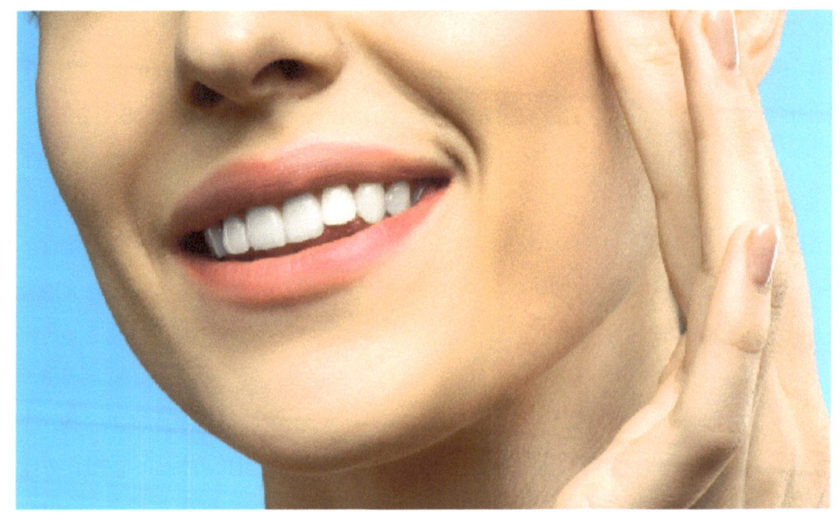

C. Krankheiten und Arzneimittel

Krankheiten und Medikamente können die Farbe der Zähne negativ beeinflussen. Krankheiten, die die Zähne oder das Zahnfleisch beeinträchtigen, wie Gingivitis oder Parodontitis, können eine Verfärbung der Zähne verursachen. Auch Medikamente wie Tetracyclin-Antibiotika können eine Gelbfärbung der Zähne verursachen. Es ist daher wichtig, sich der Auswirkungen dieser Faktoren auf die Zahngesundheit bewusst zu sein.

Parodontalerkrankungen wie Gingivitis und Parodontitis werden durch Plaqueablagerungen verursacht. Dies kann zu Zahnfleischbluten, Zahnschmerzen und Verfärbungen der Zähne führen. Laut einer im Journal of Clinical Periodontology veröffentlichten Studie können diese Erkrankungen zu irreversiblen Verfärbungen der Zähne führen, indem sie Knochenverlust und Veränderungen der Zahnoberfläche verursachen.

Auch Medikamente können die Farbe der Zähne beeinflussen. Tetracycline, eine Art von Antibiotika, die häufig zur Behandlung verschiedener Krankheiten eingesetzt werden, können bei Kindern im Entwicklungsstadium graue Flecken auf den Zähnen verursachen. Laut einer Studie, die im Journal of the American Dental Association veröffentlicht wurde, können diese Flecken dauerhaft sein und lassen sich durch herkömmliche Zahnaufhellungsbehandlungen nicht korrigieren.

Daher ist es wichtig, regelmäßig den Zahnarzt aufzusuchen, um die Zahngesundheit zu überwachen und Behandlungsmöglichkeiten für Krankheiten oder Medikamente zu besprechen, die die Zahnfarbe beeinträchtigen können. Regelmäßiges Zähneputzen und die richtige Zahnpflege können ebenfalls dazu beitragen, Zahnerkrankungen und Verfärbungen zu verhindern.

Zusammenfassend lässt sich sagen, dass Parodontalerkrankungen und Medikamente die Farbe der Zähne beeinflussen können. Es ist wichtig, die Mundhygiene zu überwachen, indem man richtige Mundpflegegewohnheiten anwendet und regelmäßig den Zahnarzt aufsucht.

A. Regelmäßiges Bürsten mit Backpulver und Aktivkohle

Natriumbicarbonat ist ein Produkt, das aufgrund seiner zahlreichen positiven Eigenschaften für die Zahngesundheit sehr geschätzt wird. Aufgrund seiner Fähigkeit, Speisereste aufzulösen und die Bildung von Zahnstein zu reduzieren, kann es als wirksames Mundreinigungsmittel verwendet werden und trägt so zur Gesunderhaltung des Mundes bei. Außerdem kann es aufgrund seiner antiseptischen und desodorierenden Eigenschaften helfen, Mundinfektionen und Mundgeruch zu verhindern.

Zusätzlich zu seinen Vorteilen für die Mundgesundheit ist Natron auch ein ausgezeichneter Verbündeter für weißere Zähne. Seine abrasive Formel kann dazu beitragen, die Oberfläche der Zähne zu glätten und gelbe Flecken zu entfernen, die durch Essen oder Rauchen entstanden sind. Wegen seiner Fähigkeit, die Zähne aufzuhellen, ist Backpulver häufig in handelsüblichen Zahnweißprodukten enthalten.

Es gibt verschiedene Möglichkeiten, Backpulver für Ihre Zähne zu verwenden. Sie können es Ihrer Zahnpasta beifügen, um Ihre Zähne gründlich zu reinigen, oder Sie können Ihre Zähne mit einer mit Wasser vermischten Natronpaste putzen, um eine Express-Bleaching-Behandlung durchzuführen.

Es ist wichtig, daran zu denken, dass Backpulver ein abrasives Produkt ist und nicht öfter als ein- oder zweimal pro Woche verwendet werden sollte, da es den Zahnschmelz angreifen und ihn empfindlicher machen kann. Wenn Sie empfindliche Zähne und empfindliches Zahnfleisch haben, sollten Sie das Zähneputzen mit Backpulver vermeiden.

Sie können aber auch pulverisierte Aktivkohle verwenden. Die Verwendung von Aktivkohlepulver zur Zahnaufhellung wird immer beliebter, und das aus gutem Grund. Die entschlackenden und reinigenden Eigenschaften der Aktivkohle machen sie zu einem idealen Inhaltsstoff für die Zahnpflege, aber auch für die Hautpflege und für Masken. Aktivkohlepulver kann schädliche Stoffe und farbige Flecken, wie sie durch Kaffee, Tee, Wein oder Zigaretten verursacht werden, binden und Ihnen einen frischen Atem und einen gesunden Mund verleihen.

Es ist wichtig zu beachten, dass Aktivkohle nicht als magisches Bleichmittel angesehen werden kann. Wenn die Zähne aus einem anderen Grund als einer oberflächlichen Verfärbung des Zahnschmelzes gelb sind, ist Aktivkohle nicht wirksam, und es sollte professioneller Rat eingeholt werden. Außerdem kann Aktivkohle einen devitalisierten Zahn oder ein vom Zahnarzt eingesetztes Harz nicht aufhellen.

Trotz dieser Einschränkungen ist das Bürsten mit Aktivkohle wirksam, um gesunde Zähne aufzuhellen und Verfärbungen zu entfernen.

Wie bei jedem guten Produkt ist es jedoch wichtig, es sparsam zu verwenden. Einige Zahnärzte stehen der Verwendung von Aktivkohle zum Zähneputzen kritisch gegenüber, daher ist es ratsam, vor der Anwendung einen Fachmann zu konsultieren. Letztlich ist pulverförmige Aktivkohle eine gute Alternative zu Bleichmitteln auf Wasserstoffperoxidbasis.

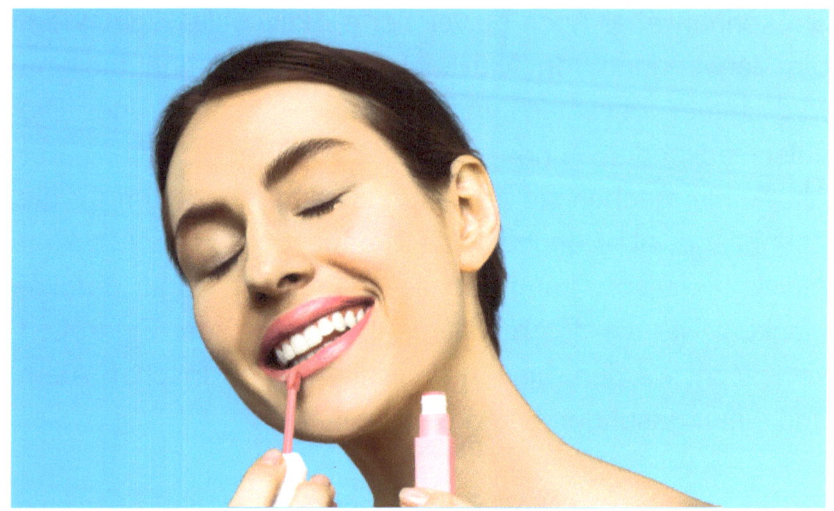

B. Mit Wasserstoffperoxid und Zitronensaft

Wasserstoffperoxid ist ein beliebtes natürliches Bleichmittel zum Aufhellen der Zähne. Die Substanz wird seit langem zur Abtötung von Bakterien und zur Desinfektion von Wunden verwendet. Obwohl die Wirkung des Spülens oder Bürstens mit reinem Wasserstoffperoxid nicht untersucht wurde, gibt es Hinweise auf die Wirksamkeit einiger handelsüblicher Zahnpasten, die Wasserstoffperoxid und Backpulver enthalten.

In einer Studie wurde beispielsweise festgestellt, dass die Verwendung einer Zahnpasta mit 1 % Wasserstoffperoxid und Backpulver die Zähne aufhellen kann. Es ist jedoch wichtig, sich der Sicherheitsbedenken in Bezug auf Wasserstoffperoxid bewusst zu sein. Hohe Konzentrationen oder übermäßiger Gebrauch können zu Zahnfleischreizungen und Zahnempfindlichkeit führen.

Wasserstoffperoxid kann als Mundspülung vor dem Zähneputzen verwendet werden, indem eine 3%ige Wasserstoffperoxidlösung mit Wasser verdünnt wird. Eine andere Möglichkeit, Wasserstoffperoxid zu verwenden, besteht darin, es mit Backpulver zu mischen, um eine selbstgemachte Zahnpasta herzustellen. Es ist jedoch wichtig, diese Mischung nicht öfter als einmal pro Woche zu verwenden, da eine übermäßige Anwendung den Zahnschmelz angreifen kann.

Die Zitrone wird oft als natürliches Mittel für weißere Zähne angepriesen. Zitronen enthalten Zitronensäure, die natürliche aufhellende Eigenschaften hat. Es ist jedoch wichtig zu beachten, dass die Verwendung von Zitrone zur Zahnaufhellung einige Risiken mit sich bringen kann.

Die Zitronensäure in Zitronen kann den Zahnschmelz angreifen, die Schutzschicht, die die Zähne überzieht. Wenn der Zahnschmelz abgetragen wird, kann dies zu Zahnempfindlichkeit, Karies und ernsteren Zahnproblemen führen.

Wenn Sie sich dafür entscheiden, Ihre Zähne mit Zitrone aufzuhellen, ist es wichtig, dass Sie dabei vorsichtig vorgehen. Es wird empfohlen, Zitronensaft in Wasser zu verdünnen und ihn mit einem Wattestäbchen auf die Zähne aufzutragen. Sie können Zitronensaft auch mit Backpulver mischen, um eine selbstgemachte Zahnpasta herzustellen.

Es ist jedoch wichtig, diese Mischung nicht zu oft anzuwenden. Es wird empfohlen, die Anwendung dieser Methode auf einmal pro Woche zu beschränken.

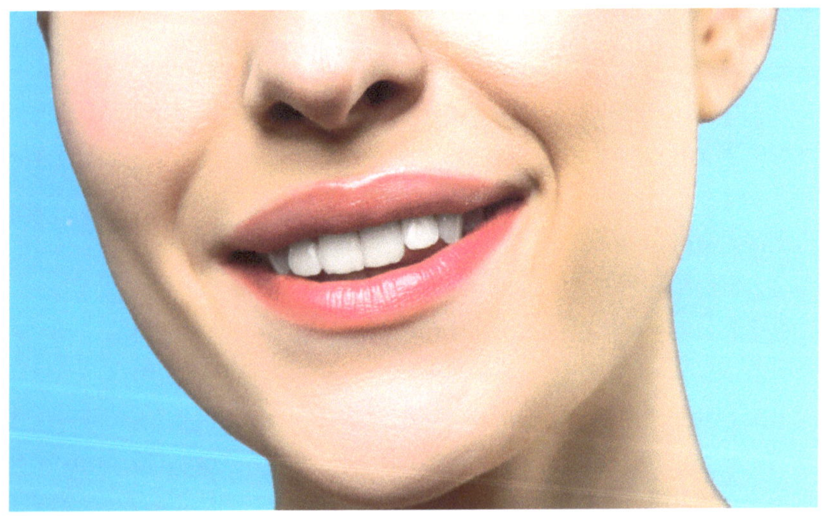

C. Kauen von Xylit-Kaugummi

Viele Kaugummifirmen verwenden Xylit, einen Zuckeraustauschstoff, der aus Waldbeeren gewonnen wird. Dieser Süßstoff trägt nachweislich dazu bei, die Menge an schädlichen Bakterien im Mund zu verringern. Er wirkt sich auf das chemische Gleichgewicht im Mund aus und hilft, Karies zu verhindern.

Xylitol neutralisiert Säuren, was zum Schutz des Zahnschmelzes beiträgt. Darüber hinaus regt Xylitol die Speichelproduktion an, die Plaque und Speisereste von der Zahnoberfläche entfernt.

Das Kauen von Xylit-Kaugummi kann für gesunde, weiße Zähne von Vorteil sein. Xylitol-Produkte sind in Form von Kaugummi, Bonbons und sogar Zahnpasta erhältlich. Diese Alternative zu Zucker, die einen ähnlichen Geschmack hat, wurde von der American Dental Association (ADA) als Mittel zur Vorbeugung von Zahnkaries zugelassen.

Xylit-Kaugummi hat viele Vorteile: Er regt die Speichelproduktion an, reduziert Plaque und beugt Karies vor.

Studien haben gezeigt, dass das Kauen von Xylit-Kaugummi für mindestens 5 Minuten nach jeder Mahlzeit helfen kann, Karies zu verhindern. Xylitol ist ein nicht fermentierbarer Süßstoff, was bedeutet, dass Bakterien ihn im Gegensatz zu Zucker im Mund nicht in Säure umwandeln. Xylitol hat die Fähigkeit, Säuren zu neutralisieren, die den Zahnschmelz angreifen und Karies verursachen. Außerdem regt Xylit-Kaugummi die Produktion von Speichel an, der eine wichtige Rolle beim Entfernen von Bakterien und Speiseresten aus dem Mund spielt. Eine erhöhte Speichelproduktion stärkt auch den Zahnschmelz, was dazu beitragen kann, dass die Zähne weiß und gesund bleiben.

Schließlich kann Xylit-Kaugummi zur Vorbeugung von Parodontalerkrankungen beitragen, einer Erkrankung, die das Gewebe um die Zähne herum angreift. Parodontalerkrankungen werden durch die Ablagerung von Zahnbelag verursacht, der zu Entzündungen und Infektionen des Zahnfleisches führen kann. Studien haben gezeigt, dass das Kauen von Xylit-Kaugummi für einige Minuten nach jeder Mahlzeit dazu beitragen kann, die Plaquebildung zu verhindern und Zahnfleischentzündungen zu reduzieren.

D. Verzehr von bleichenden Lebensmitteln

Der Verzehr natürlicher Lebensmittel ist eine gute Möglichkeit, weiße Zähne zu bekommen. Einige Lebensmittel haben Eigenschaften, die den Zahnschmelz schützen und Flecken entfernen, und liefern gleichzeitig wichtige Nährstoffe für die Mundgesundheit.

Zitrusfrüchte wie Orangen, Zitronen und Grapefruits sind reich an Vitamin C und können säurehaltig sein. Sie können jedoch zum Schutz des Zahnschmelzes beitragen. Indem sie den Speichelfluss erhöhen, können diese Früchte dazu beitragen, säureproduzierende Bakterien zu beseitigen, die den Zahnschmelz angreifen. Außerdem haben sie einen hohen Wassergehalt, der dazu beiträgt, den Mund zu befeuchten und Zahnverfärbungen zu verhindern.

Milchprodukte wie Käse, Joghurt und Milch enthalten Milchsäure und Kalzium, die gut für die Zähne sind. Milchsäure hilft, Flecken von den Zähnen zu entfernen, während Kalzium zur Stärkung des Zahnschmelzes beiträgt. Außerdem sind Milchprodukte reich an Eiweiß, das für den Aufbau von gesundem Gewebe, wie z. B. Zahnfleisch, wichtig ist.

Rohe Äpfel und Karotten sind ebenfalls nützlich, um die Zähne weiß zu halten. Das lange Kauen, das beim Verzehr erforderlich ist, reinigt den Mund und entfernt Partikel von den Zähnen.

Erdbeeren sind ein weiteres natürliches Lebensmittel, das bei der Entfernung von Flecken auf dem Zahnschmelz helfen kann. Sie enthalten Apfelsäureenzyme, die helfen können, Flecken auf dem Zahnschmelz zu entfernen. Außerdem hilft ihr Ballaststoffgehalt, die Zähne zu reinigen und Bakterien zu entfernen.

Nüsse sind reich an Ballaststoffen, Eiweiß und Kalzium und eignen sich aufgrund ihrer knackigen Konsistenz hervorragend zur Entfernung von Plaque und Flecken auf dem Zahnschmelz. Darüber hinaus trägt ihr Kalziumgehalt zur Stärkung der Zähne bei.

Schließlich kann Kokosnussöl dazu beitragen, die Zähne weiß zu halten. Es enthält Laurinsäure, die dazu beiträgt, die Zähne weiß zu halten, und hat antibakterielle und antimikrobielle Eigenschaften, die Plaque und Infektionen bekämpfen.

Durch den Verzehr dieser natürlichen Lebensmittel können Sie nicht nur Ihre Zähne gesund und weiß erhalten, sondern auch Ihren Körper mit den Nährstoffen versorgen, die er braucht, um gesund zu bleiben. Es ist wichtig zu beachten, dass der regelmäßige Verzehr dieser natürlichen Lebensmittel eine gute Mundhygiene nicht ersetzen, sondern ergänzen sollte.

E. Verwendung von Badesalzen und ätherischen Ölen

Die Verwendung von Badesalz und ätherischen Ölen ist eine natürliche und entspannende Art, die Zähne aufzuhellen.

Badesalze sind reich an Mineralien und Spurenelementen wie Kalzium, Magnesium und Kalium, die dazu beitragen, oberflächliche Verfärbungen zu entfernen und den Zahnschmelz zu stärken. Ätherische Öle hingegen haben antibakterielle und antiseptische Eigenschaften, die helfen, die für Plaque und Karies verantwortlichen Bakterien zu bekämpfen.

Zur Verwendung von Badesalz mischen Sie einfach einen Esslöffel Meersalz mit einer kleinen Menge warmen Wassers zu einer Paste. Diese Paste kann mit dem Finger oder einer weichen Zahnbürste auf die Zähne aufgetragen werden. Es wird empfohlen, die Paste etwa 5 Minuten einwirken zu lassen und dann den Mund mit lauwarmem Wasser auszuspülen. Diese Methode kann mehrmals pro Woche wiederholt werden, um optimale Ergebnisse zu erzielen.

Es ist wichtig zu beachten, dass die Verwendung von Badesalz das regelmäßige Zähneputzen nicht ersetzen sollte. Badesalze können als Ergänzung zu einer regelmäßigen Zahnpflegeroutine verwendet werden, die tägliches Zähneputzen, die Verwendung von Zahnseide und regelmäßige Besuche beim Zahnarzt umfasst.

Ätherische Öle können auch zur natürlichen Zahnaufhellung verwendet werden. Ätherische Öle wie Pfefferminzöl, Teebaumöl und Nelkenöl haben antiseptische und antibakterielle Eigenschaften, die zur Beseitigung von Bakterien beitragen, die Plaque und Karies verursachen. Außerdem hinterlassen sie einen frischen, minzigen Atem.

Um ätherische Öle zu verwenden, geben Sie einfach ein paar Tropfen Öl in warmes Wasser und spülen Sie Ihren Mund eine Minute lang aus. Diese Methode kann mehrmals pro Woche wiederholt werden, um beste Ergebnisse zu erzielen.

Es ist wichtig zu beachten, dass ätherische Öle mit Vorsicht verwendet und vor dem Gebrauch verdünnt werden sollten. Einige ätherische Öle können die Haut und die Schleimhäute reizen. Daher ist es wichtig, vor der Anwendung die Gebrauchsanweisung zu lesen und im Zweifelsfall einen Arzt zu konsultieren.

A. Ausgewogene Ernährung

Eine ausgewogene Ernährung ist einer der wichtigsten Faktoren für die Erhaltung gesunder, weißer Zähne. Die Lebensmittel, die wir zu uns nehmen, haben einen direkten Einfluss auf unsere Zahngesundheit und können zur Bildung von Verfärbungen und Karies beitragen. Um gesunde, weiße Zähne zu erhalten, ist es wichtig, sich ausgewogen zu ernähren und eine Vielzahl gesunder und nahrhafter Lebensmittel zu sich zu nehmen.

Kalziumreiche Lebensmittel wie Milchprodukte, grünes Blattgemüse und Nüsse sind besonders wichtig für die Erhaltung gesunder Zähne.

Kalzium ist ein wesentlicher Mineralstoff für die Bildung des Zahnschmelzes und kann dazu beitragen, die Zähne zu stärken und Karies vorzubeugen. Milchprodukte wie Milch, Käse und Joghurt sind auch reich an Vitamin D, das für die Kalziumaufnahme im Körper unerlässlich ist.

Frisches Obst und Gemüse sind ebenfalls wichtig für eine ausgewogene Ernährung und für die Erhaltung gesunder, weißer Zähne. Obst und Gemüse, das reich an Vitamin C ist, wie Orangen, Erdbeeren und Kiwis, kann helfen, Zahnfleischentzündungen vorzubeugen und das Bindegewebe, das die Zähne stützt, zu stärken.

Knackiges Gemüse wie Karotten, Gurken und Sellerie kann zur Reinigung der Zähne beitragen, indem es oberflächliche Verschmutzungen entfernt und die Speichelproduktion anregt, wodurch kariesverursachende Säuren neutralisiert werden können.

Andererseits können einige Lebensmittel die Zähne verfärben und zu Karies beitragen. Softdrinks, Fruchtsäfte und zuckerhaltige Getränke sind besonders schädlich für die Zähne, da sie viel Zucker und Säuren enthalten, die den Zahnschmelz angreifen und zu Karies führen können. Stärkehaltige Lebensmittel wie Kartoffeln, Weißbrot und Nudeln können ebenfalls zu Karies beitragen, da Stärke im Mund in Zucker umgewandelt wird.

Es ist wichtig zu beachten, dass die Häufigkeit des Verzehrs dieser Lebensmittel ebenso wichtig ist wie ihr Zuckergehalt. Häufiges Naschen kann bleibende Schäden an den Zähnen verursachen, da der Speichel nicht genügend Zeit hat, die Säuren zu neutralisieren, die Karies verursachen. Es wird daher empfohlen, den Verzehr von zucker- und stärkehaltigen Lebensmitteln einzuschränken und sie zu den Mahlzeiten und nicht als Zwischenmahlzeit zu essen.

Neben einer ausgewogenen Ernährung ist es auch wichtig, viel Wasser zu trinken, um gesunde, weiße Zähne zu erhalten. Wasser hilft, Speisereste auszuspülen und Säuren zu neutralisieren, die Karies verursachen.

Grüner Tee ist ebenfalls gut für die Zahngesundheit, da er Stoffe enthält, die die Bildung von Zahnbelag verhindern und Zahnfleischentzündungen reduzieren können.

B. Regelmäßiges Zähneputzen und Pflege

Der Schlüssel zur Erhaltung gesunder, weißer Zähne liegt in einer regelmäßigen Zahnputz- und Pflegeroutine. Zähneputzen ist wichtig, um Plaque und Bakterien aus dem Mund zu entfernen. Hier sind einige Tipps, wie Sie Ihre Zähne effektiv putzen und pflegen können.

Für ein effektives Zähneputzen wird empfohlen, dass Sie Ihre Zähne mindestens zweimal täglich für jeweils zwei Minuten putzen. Verwenden Sie eine Bürste mit weichen Borsten, um den Zahnschmelz nicht zu zerkratzen und Zahnempfindlichkeit zu verursachen. Putzen Sie Ihre Zähne in sanften, kreisenden Bewegungen und achten Sie dabei besonders auf schwer zugängliche Stellen wie die Backenzähne und die hinteren Zähne.

Vergessen Sie nicht, auch Ihre Zunge zu putzen, um Bakterien zu entfernen, die schlechten Atem verursachen können. Auch die Wahl der Zahnpasta ist wichtig für die Erhaltung gesunder Zähne. Verwenden Sie fluoridhaltige Zahnpasta, um den Zahnschmelz zu stärken und Karies vorzubeugen. Bleichende Zahnpasten können auch verwendet werden, um oberflächliche Flecken zu entfernen und die Zähne aufzuhellen. Es ist wichtig, darauf zu achten, dass die Zahnpasta keine Schleifpartikel enthält, die den Zahnschmelz angreifen können.

Zusätzlich zum Zähneputzen kann die Verwendung von Mundspülungen helfen, den Atem zu erfrischen und Bakterien aus dem Mund zu entfernen. Mundspülungen, die Fluorid enthalten, können auch zur Stärkung des Zahnschmelzes beitragen. Es ist wichtig, die Gebrauchsanweisung sorgfältig zu lesen und die Mundspülung nicht zu verschlucken. Genügend Wasser zu trinken ist ebenfalls wichtig, um einen gesunden, hydratisierten Mund zu erhalten.

C. Besuche beim Zahnarzt

Regelmäßige Zahnarztbesuche sind wichtig, um weiße Zähne und eine gute Mundgesundheit zu erhalten. Es ist wichtig, alle sechs Monate einen Termin beim Zahnarzt wahrzunehmen, um Zahnprobleme zu vermeiden, bevor sie ernst werden. Bei einem Besuch beim Zahnarzt wird eine professionelle Reinigung durchgeführt, um Plaque und Zahnstein auf den Zähnen zu entfernen.

Dieser Zahnbelag besteht aus Bakterien, die Karies, Zahnfleischerkrankungen und Infektionen verursachen können. Durch die Entfernung von Plaque verhindert der Zahnarzt, dass sich die Zähne verfärben und vergilben, so dass sie weiß bleiben.

Eine professionelle Zahnreinigung beim Zahnarzt umfasst auch eine Untersuchung von Mund, Zähnen und Zahnfleisch, um etwaige Anomalien oder behandlungsbedürftige Erkrankungen festzustellen.

Zahnprobleme wie Karies und Zahnfleischerkrankungen sind leichter zu behandeln, wenn sie frühzeitig erkannt werden. Durch frühzeitiges Handeln kann der Zahnarzt verhindern, dass sich Zahnprobleme verschlimmern, und das Risiko von Verfärbungen und Vergilbung der Zähne verringern.

Neben der Untersuchung und Reinigung Ihrer Zähne kann der Zahnarzt Ihnen auch Tipps zur Mundpflege geben, damit Sie auch zu Hause weiße Zähne und einen gesunden Mund behalten. Zu den Tipps gehören Informationen zum Zähneputzen, zur Verwendung von Zahnseide, zur Wahl der richtigen Zahnbürste und Zahnpasta und zur Bedeutung einer gesunden Ernährung für gesunde Zähne.

Regelmäßige Besuche beim Zahnarzt sind wichtig, um weiße Zähne und eine gute Zahngesundheit zu erhalten. Professionelle Reinigungen, regelmäßige zahnärztliche Untersuchungen und professionelle Bleaching-Behandlungen können dazu beitragen, Verfärbungen und Vergilbungen der Zähne zu verhindern, während Mundpflegetipps helfen können, weiße Zähne und einen gesunden Mund zu Hause zu erhalten. Durch die Kombination von Tipps zur natürlichen Zahnaufhellung mit regelmäßiger professioneller Pflege ist es möglich, gesunde, weiße Zähne ein Leben lang zu erhalten.

A. Zusammenfassung der vorgeschlagenen Beratung

In diesem Buch haben wir einige natürliche Tricks zum Aufhellen der Zähne erkundet, ohne auf teure oder invasive Behandlungen zurückgreifen zu müssen. Hier ist eine Zusammenfassung der Tipps, die Ihnen helfen, auf natürliche Weise weißere und gesündere Zähne zu bekommen.

Zunächst einmal haben wir darauf hingewiesen, wie wichtig es ist, die Ursachen für gelbe Zähne zu kennen. Gefärbte Lebensmittel und Getränke, Tabak, Kaffee, Krankheiten und Medikamente können zu Zahnverfärbungen beitragen.

Wenn Sie diese Elemente vermeiden oder einschränken, können Sie das Fortschreiten der Gelbfärbung verhindern oder verlangsamen. Im Folgenden werden einige natürliche Tipps zur Zahnaufhellung vorgestellt.

Die regelmäßige Verwendung von Backpulver und Holzkohlepaste kann helfen, oberflächliche Flecken zu entfernen und die Vergilbung zu verringern. Auch Zitronensaft und Wasserstoffperoxid können zur Aufhellung der Zähne beitragen, sollten aber sparsam verwendet werden, um den Zahnschmelz nicht zu beschädigen. Das Kauen von Xylit-Kaugummi kann ebenfalls die Speichelproduktion anregen, was zur Entfernung von Flecken und zur Vorbeugung von Vergilbung beitragen kann.

Zusätzlich zu diesen Tipps haben wir auch betont, wie wichtig es ist, natürlich aufhellende Lebensmittel wie Erdbeeren, Äpfel und Sellerie zu essen. Schließlich haben wir über die Verwendung von Badesalz und ätherischen Ölen gesprochen, um oberflächliche Flecken zu entfernen und den Atem zu erfrischen. Zum Schluss haben wir noch Tipps gegeben, wie man die Zähne weiß halten kann. Eine ausgewogene Ernährung und eine gute Zahnpflege sind unerlässlich, um Vergilbung zu verhindern und gesunde, weiße Zähne zu erhalten. Wir haben auch betont, wie wichtig regelmäßige Besuche beim Zahnarzt sind, um Zahnprobleme zu vermeiden und hartnäckige Verfärbungen zu behandeln.

Es gibt viele natürliche Tricks, um die Zähne aufzuhellen und dem Vergilben vorzubeugen. Wenn Sie diese Tipps regelmäßig anwenden und eine gute Zahnhygiene praktizieren, werden Sie nicht nur weißere Zähne bekommen, sondern auch Zahnprobleme vermeiden und Ihre allgemeine Mundgesundheit verbessern.

B. Bedeutung der Prävention für eine gute Zahngesundheit

Die Zahngesundheit ist ein entscheidender Faktor für unser allgemeines Wohlbefinden. Die meisten von uns kümmern sich jedoch nicht ausreichend um ihre Zähne und werden sich ihrer Bedeutung erst bewusst, wenn wir Probleme bekommen. Vorbeugung ist jedoch eine der wirksamsten Methoden, um eine gute Zahngesundheit zu gewährleisten.

Die Vorbeugung von Zahnproblemen beginnt mit einer guten Mundhygiene. Das bedeutet, dass Sie Ihre Zähne mindestens zweimal am Tag mit einer hochwertigen Zahnbürste und Zahnpasta putzen sollten. Darüber hinaus ist es wichtig, die Zahnbürste alle 3 Monate zu wechseln, um eine gute Hygiene zu gewährleisten. Die Borsten der Zahnbürste nutzen sich mit der Zeit ab, was ihre Wirksamkeit bei der Entfernung von Speiseresten und Plaque beeinträchtigen kann.

Zahnseide ist ebenfalls ein wesentlicher Bestandteil der Zahnprophylaxe. Sie entfernt Speisereste und Plaque, die die Zahnbürste nicht erreichen kann. Es wird empfohlen, einmal am Tag Zahnseide zu benutzen, am besten vor dem Schlafengehen.

Neben einer guten Mundhygiene gehört zur Zahnprophylaxe auch eine gesunde Ernährung. Süße und säurehaltige Lebensmittel, wie Süßigkeiten, Softdrinks und verarbeitete Lebensmittel, sind besonders schädlich für die Zähne.

Regelmäßige Zahnarztbesuche sind auch wichtig, um Zahnproblemen vorzubeugen. Zahnärzte können Zahnprobleme erkennen, bevor sie ernst werden, und Behandlungen wie Zahnreinigung, Behandlung von Karies und Früherkennung von ernsteren Zahnerkrankungen durchführen.

Schließlich ist die präventive Zahnheilkunde wichtig, um die Kosten der zahnärztlichen Versorgung zu senken.

Zahnbehandlungen sind oft teuer, vor allem wenn die Probleme schwerwiegend sind und eine Notfallbehandlung erfordern. Wenn Sie sich um Ihre Zähne kümmern und Problemen vorbeugen, können Sie hohe Behandlungskosten und unnötige Schmerzen vermeiden.

Zusammenfassend lässt sich sagen, dass Prävention der Schlüssel zu einer guten Zahngesundheit ist. Eine gute Mundhygiene, eine gesunde Ernährung, regelmäßige Zahnarztbesuche und die Vorbeugung von Zahnproblemen sind unerlässlich, um eine gute Zahngesundheit zu gewährleisten. Die Vorteile der präventiven Zahnmedizin sind vielfältig: geringere Kosten für die Zahnpflege, weniger Zahnschmerzen und eine insgesamt bessere Lebensqualität. Wenn Sie jetzt eine präventive Zahnbehandlungsroutine einführen, können Sie starke, gesunde Zähne für viele Jahre sicherstellen.

Schließlich ist die präventive Zahnheilkunde wichtig, um die Kosten der zahnärztlichen Versorgung zu senken. Zahnbehandlungen sind oft teuer, vor allem wenn die Probleme schwerwiegend sind und eine Notfallbehandlung erfordern. Wenn Sie sich um Ihre Zähne kümmern und Problemen vorbeugen, können Sie hohe Behandlungskosten und unnötige Schmerzen vermeiden.

Zusammenfassend lässt sich sagen, dass Prävention der Schlüssel zu einer guten Zahngesundheit ist. Eine gute Mundhygiene, eine gesunde Ernährung, regelmäßige Zahnarztbesuche und die Vorbeugung von Zahnproblemen sind unerlässlich, um eine gute Zahngesundheit zu gewährleisten.

Die Vorteile der präventiven Zahnmedizin sind vielfältig: geringere Kosten für die Zahnpflege, weniger Zahnschmerzen und eine insgesamt bessere Lebensqualität. Wenn Sie jetzt eine präventive Zahnbehandlungsroutine einführen, können Sie starke, gesunde Zähne für viele Jahre sicherstellen.

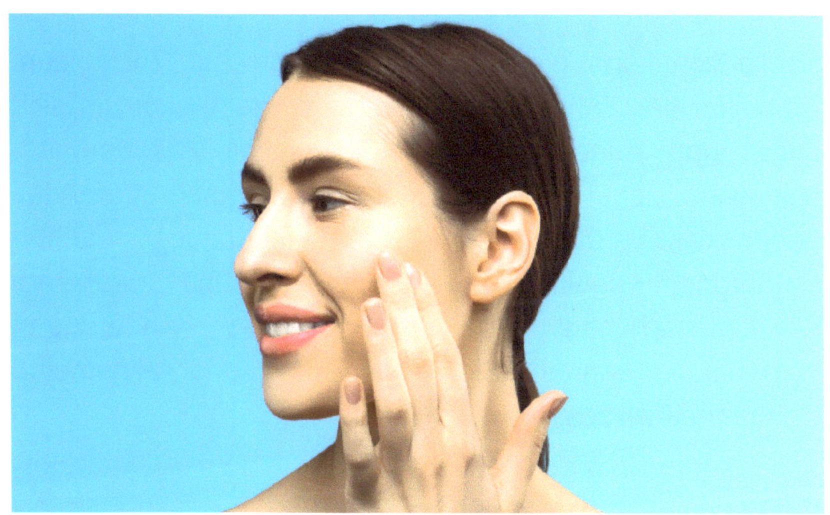

C. Motivation, natürliche Tipps für weißere Zähne anzunehmen.

Die Schönheit eines Lächelns liegt oft in der Weiße der Zähne. Gesunde, weiße Zähne sind ein Zeichen für eine gute Zahngesundheit, aber sie können auch das Selbstbewusstsein, das Aussehen und die allgemeine Lebensqualität verbessern. Aus diesem Grund können natürliche Tipps für weißere Zähne für viele Menschen hilfreich und motivierend sein.

Zunächst einmal vermeiden Sie durch die Wahl natürlicher Tricks die Verwendung schädlicher Chemikalien. Viele kommerzielle Bleichmittel enthalten Bleichmittel, die empfindliche Zähne, Zahnfleischreizungen und Schmerzen verursachen können. Natürliche Methoden sind oft schonender für Zähne und Zahnfleisch, entfernen aber dennoch effektiv Flecken und Verfärbungen.

Schließlich kann die Anwendung natürlicher Tricks zum Aufhellen der Zähne eine Gelegenheit sein, sich um sich selbst und seine allgemeine Gesundheit zu kümmern. Natürliche Tipps sind oft mit positiven Veränderungen des Lebensstils verbunden, z. B. mit einer ausgewogenen Ernährung, regelmäßiger Zahnpflege und besserem Stressmanagement. Wenn Sie diese Änderungen vornehmen, können Sie Ihre Zahn- und allgemeine Gesundheit verbessern.

Bonus

Die Wahl einer aufhellenden Zahnpasta kann entscheidend für die Helligkeit Ihrer Zähne sein. Zahnpasten mit natürlichen Inhaltsstoffen wie Backpulver, Aktivkohle, weißer Tonerde oder Wasserstoffperoxid können helfen, oberflächliche Verfärbungen zu entfernen und die Zähne aufzuhellen.

Beim Zähneputzen ist es wichtig, eine Zahnbürste mit weichen Borsten zu verwenden, um den Zahnschmelz nicht zu beschädigen. Für eine gute Zahnhygiene wird empfohlen, zweimal am Tag zwei Minuten lang zu putzen.

Zahnseide ist auch wichtig, um Flecken und Speisereste zwischen den Zähnen und um das Zahnfleisch herum zu vermeiden. Es wird empfohlen, für eine gute Zahnhygiene mindestens einmal täglich Zahnseide zu benutzen.

Das Trinken von farbigen Getränken wie Kaffee, Tee, Rotwein oder Softdrinks durch einen Strohhalm kann dazu beitragen, Zahnverfärbungen zu vermeiden. Der Strohhalm minimiert den direkten Kontakt von Flüssigkeiten mit den Zähnen. Schließlich kann eine ausgewogene Ernährung mit viel frischem Obst und Gemüse sowie Milchprodukten zu gesunden, weißen Zähnen beitragen. Lebensmittel, die reich an Kalzium und Vitamin D sind, wie Milch, Käse und Joghurt, können zur Stärkung des Zahnschmelzes beitragen und Karies vorbeugen. Ballaststoffreiches Obst und Gemüse kann auch dazu beitragen, Flecken und Essensreste von den Zähnen zu entfernen.

Wenn Sie diese einfachen Tipps befolgen, können Sie auf natürliche und effektive Weise weißere Zähne erhalten und gleichzeitig Ihre Mundhygiene insgesamt verbessern.

www.ingramcontent.com/pod-product-compliance
Lightning Source LLC
Chambersburg PA
CBHW040929250726
48664CB00020BA/301